AU PLUS DÉVOUÉ DES PÈRES,

A la meilleure des MÈRES.

Pourrai-je jamais vous dédommager des sacrifices sans nombre que vous vous êtes imposés pour moi!

A MES FRÈRES CHÉRIS.

Vous avez été bons pour moi, je ne serai pas ingrat.

A MES PARENTS.

Dévouement.

A MES AMIS.

Souvenir.

BÉJAMBES.

VAYRE DE SAINTE-AFFRE.

Votre bonté pour moi a été sans bornes;
à vous mon amour et ma reconnaissance.

BÉJAMBES.

UN MOT D'INTRODUCTION.

—◁◁◈▷▷—

Parmi les maladies de l'utérus, une des plus communes dans l'opinion générale du vulgaire et des médecins, une des plus controversées en même temps, qui appartient à la médecine et à la chirurgie, et qui réclame de l'une et de l'autre de ces deux branches de la science des secours efficaces, c'est l'engorgement de cet organe.

Mais sait-on bien ce que c'est que l'engorgement de l'utérus ?

Est-on bien fixé sur la signification réelle de cet état pathologique, et sur les conséquences les plus ordinaires qu'il entraîne à sa suite ?

Les divergences sont telles à ce sujet, que des auteurs recommandables vont jusqu'à nier l'existence de cette maladie, et la raient tout simplement du cadre nosologique.

Il nous a paru utile, par conséquent, d'en reprendre l'histoire, afin de nous arrêter, à son égard, à quelque chose de net et de précis ; et, si son existence est positivement constatée, pour mettre un peu d'ordre dans les indications thérapeutiques qui en découlent, ainsi que dans les moyens de les remplir.

La guérison des maladies est le but, la fin et la gloire de la médecine ; mais, pour les guérir, ou du moins pour les traiter convenablement, et avoir de son côté toutes les chances de succès, il faut les connaître aussi exactement que possible dans leurs caractères les plus essentiels. Comment pourrait-on s'approcher du lit des malades, avec des doutes dans l'esprit relativement à l'origine des maux dont ils se plaignent le plus habituellement! Or, est-il rien de plus fréquent, chez la femme, que les souffrances attribuées à l'engorgement de la matrice !

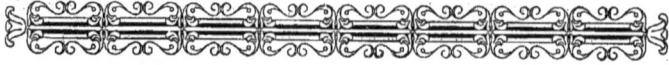

QUELQUES CONSIDÉRATIONS

SUR

LES ENGORGEMENTS

DE L'UTÉRUS

CHAPITRE PREMIER.

DE L'ENGORGEMENT DE L'UTÉRUS ; ÉTAT DE LA QUESTION ; IDÉE GÉNÉRALE DE
CET ÉTAT PATHOLOGIQUE ; SA DÉFINITION.

Les maladies des femmes sont nombreuses et variées, tellement nombreuses, qu'on est tenté de croire que Dieu a voulu réunir dans son chef-d'œuvre toutes les perfections et toutes les misères humaines ; et néanmoins, malgré les lumières et les progrès de la science et de l'art, les affections particulières à ce sexe sont celles qui laissent le plus à désirer dans leur étude, les plus difficiles à guérir.

Il faut même le dire, notre époque, si féconde d'ailleurs, à force de localiser, de symptomatiser, de définir, est arrivée à faire de cette partie de la pathologie un labyrinthe des plus obscurs, où le praticien s'embarrasse de mille questions, n'avance souvent qu'à tâtons et presque au hasard.

Le vague et l'indétermination du sens des mots produisent ici une confusion, dont les plus savants ont toutes les peines du monde à se tirer, qui use les forces des esprits les plus distingués, et trouble dans leur source même les lumières de la raison.

De là ces discussions interminables qui, pour tout éclaircir, embrouillent tout, au point que ne sachant ce qu'il faut croire, on finirait pour ainsi dire par douter de la science elle-même.

Il en est ainsi pour la plupart des maladies des femmes, pour l'éclampsie, pour la fièvre puerpérale, et principalement pour l'engorgement de la matrice, où règnent l'anarchie la plus déplorable, le désordre le plus fâcheux, une confusion telle, qu'on éprouve les difficultés les plus sérieuses pour se rendre compte des faits qui s'y rapportent, dans ce qui semble le plus évident et dans ce qui est le plus simple en apparence.

La preuve de ce que nous avançons se trouve précisément dans ces luttes académiques auxquelles nous assistons depuis quelque temps, et qui se renouvellent sans cesse, à peu près dans le même cercle. Ainsi, à propos du sujet qui va nous occuper plus spécialement, on n'a qu'à se rappeler la longue et mémorable discussion qui eut lieu, vers la fin de l'année 1849, au sein de l'Académie de médecine de Paris.

L'engorgement est une des maladies les plus fréquentes de l'utérus, disait M. Beau, dans son mémoire soumis à l'appréciation de l'Académie, et nous avons eu l'occasion de l'étudier sous toutes ses formes.

Partant de là, l'auteur décrivait les moyens d'exploration sexuelle avec un soin minutieux, établissait le diagnostic différentiel des affections chroniques de la matrice, signalait les causes ordinaires d'erreur, afin d'apprendre à les éviter, et il cherchait à approprier le traitement le plus convenable à chaque cas particulier,

A n'entendre que cette voix, rien de plus clair en soi que les engorgements de l'utérus, et pour y voir, il suffit d'y regarder attentivement [1].

[1] Bulletin de l'Académie de médecine, 1850.

M. Jobert (de Lamballe), qui passe pour un des hommes les plus positifs de la chirurgie contemporaine, venait en aide à cette doctrine ; et il déclarait, lui aussi, que l'utérus était très-sujet aux engorgements, qu'il en rencontrait tous les jours à sa clinique et en ville.

D'un autre côté, M. Velpeau nie l'existence de l'engorgement simple, d'une manière à peu près absolue.

Nous considérons, s'écriait-il, les engorgements utérins comme rares, comme très-rares ; il n'en existe que dans une proportion tellement minime, tellement éloignée du nombre de ceux qu'on croit traiter, que nous craindrions de voir se récrier les praticiens les plus sages, si nous énoncions notre chiffre.....

On ne trouve pas d'exemple authentique sur le cadavre, ajoutait-il, de ces prétendus engorgements, et il n'y en a certainement pas un seul sur une proportion considérable.

Il est vrai que l'éminent chirurgien se hâtait d'avertir, pour éviter toute équivoque, qu'il s'agissait pour lui de l'engorgement chronique simple, essentiel, primitif, indépendant de toute autre lésion ou altération notable, étranger aux cancers, aux polypes, aux corps fibreux, aux kystes, aux tubercules, aux tumeurs de toute espèce, aux fongosités, aux granulations, aux ulcères, aux inflammations ; et ce n'est qu'en restant sur ce terrain, qu'il soutenait que les engorgements sont rares, qu'on n'en rencontrerait pas un sur cent, ou même sur plus de cent [1].

Et, là-dessus, l'assemblée de se séparer en deux camps opposés ; non pas cependant sans toutes sortes de restrictions et de distinctions.

Récamier donnait l'assurance qu'il avait observé et traité de véritables engorgements, anciennement, de concert avec Marjolin père, Blandin, Amussat, Macquart, plus récemment avec MM. Robert, Michon, Nélaton, Maisonneuve, et plus habituellement avec MM. les docteurs Guillet, Ventou, Massé, Patoullet et Goureau [2].

Cette affirmation était appuyée par celle de Roux ; et MM. Moreau, Paul

---

[1] Revue médico-chirurgicale, tom. VI.
[2] Journal des connaissances médico-chirurgicales, tom. VIII.

Dubois, Gibert, Malgaigne, maintenaient les engorgements comme chose parfaitement démontrée.

Gerdy prétendait qu'on avait dû se tromper ; qu'il n'en avait jamais vu, ni à l'hôpital, ni dans les amphithéâtres d'anatomie.

Les docteurs Pajot et Humelle étaient de cet avis.

Et M. Velpeau, revenant à la charge, demandait de simples engorgements utérins sur le cadavre, le diagnostic sur le vivant ne lui paraissant pas aussi facile à établir qu'on le pensait généralement. Il y a près de vingt-cinq ans, disait-il, une dame du monde, Madame de la N..., de la connaissance du professeur Pelletan, avait été traitée, pendant treize ans, par une foule de praticiens, pour un engorgement de la matrice ; elle mourut après beaucoup de souffrances. Je fus chargé d'en examiner le cadavre ; nous cherchâmes avec soin l'engorgement auquel nous croyions tous : or, il n'y avait qu'un des plus beaux exemples de rétroflexion des plus prononcées.....

Au demeurant, répétait-il, montrez-moi l'engorgement à nu sur la table de dissection, si vous voulez me convaincre.

Et comme chacun persistait dans sa manière de voir, on se sépara, espérant tous, en forme de conciliation, que de cette longue discussion académique daterait du moins une ère nouvelle pour les affections de la matrice, l'ère des vérifications.

Mais l'engorgement de l'utérus a quelque chose de matériel, de palpable ; l'engorgement du col est une maladie pour ainsi dire extérieure, appréciable à la vue et au toucher.

Mme Boivin et Dugès en rapportent des cas qu'ils ont observés[1]. M. Duparcque relate des faits du même genre et tout aussi explicites[2]. M. Pauley, en opposition continuelle avec la doctrine de son maître, est d'accord avec lui pour ce qui concerne les engorgements[3]. Et, pourquoi ne pas l'avouer d'ores et déjà? presque tous les accoucheurs, et le plus grand nombre des praticiens

---

[1] Traité pratique des maladies de l'utérus et de ses annexes.
[2] Traité théorique et pratique des altérations organiques simples et cancéreuses de la matrice.
[3] Maladies de l'utérus d'après les leçons de M. Lisfranc.

qui se sont occupés des maladies des femmes, admettent, non-seulement l'existence de l'engorgement de l'utérus, mais encore sa fréquence.

Est-il possible de croire que tous ces observateurs se sont constamment trompés, qu'ils ont mal exploré les parties, qu'ils ont pris pour des engorgements autant de déviations de l'organe gestateur?

Certainement, des méprises peuvent avoir été commises. Où est la maladie dont le diagnostic soit infaillible?

On a vu, pendant l'opération de certaines tumeurs, Dupuytren tâtonner, hésiter et interroger même ses aides sur la nature des parties qu'il mettait à découvert. Cet illustre chirurgien ne craignait pas d'avouer qu'il ne connaissait quelquefois la composition d'une tumeur, que lorsqu'il l'avait entre les mains; et notre Delpech voulait la partager par le milieu avant de se prononcer.

Qu'est-ce que cela prouve?

Qu'il y a des difficultés dans la science, des dérangements physiques et des altérations organiques; qu'il y a des circonstances où elles sont insurmontables.

Que ces difficultés et ces circonstances puissent se présenter à propos des engorgements de l'utérus, personne ne voudrait le nier. Mais nous ne craignons pas de trop nous avancer, en soutenant que, d'une manière générale et dans la majorité des cas, il est possible de distinguer la réalité de l'apparence, et d'arriver sur le vivant à la connaissance intégrale du fait morbide spécifié sous le nom d'engorgement.

D'ailleurs, est-il vrai qu'on n'en ait jamais constaté l'existence sur le cadavre, qu'on ne l'ait jamais mis à nu sur la table de dissection!

Lisfranc a examiné des matières engorgées dans leur totalité, et il a décrit les engorgements du col en anatomo-pathologiste habile dans l'art de distinguer le cadavre[1].

M. Duparcque a indiqué *de visu* les caractères anatomiques de cette maladie.

Roux et M. Moreau ont tenu entre les mains un utérus bel et bien engorgé, qui avait été pris pour un cancer.

[1] Clinique chirurgicale de la Pitié, tom. II.

M. Huguier déclare expressément qu'il a conservé dans l'alcool des pièces qui ont gardé les caractères les plus tranchés de cette lésion [1], etc., etc.

Ainsi, voilà un fait qui est en partie de l'ordre physique, et par là accessible à nos sens, sur la simple constation duquel on ne peut pas se mettre d'accord.

Pendant que la plupart des médecins le regardent comme très-commun, il en est plusieurs qui le disent assez rare, d'autres très-rare, et quelques-uns prétendent qu'il n'existe pas.

L'Académie de médecine en a parlé trois mois durant, et elle a abouti à demander de nouvelles vérifications.

Que veut-on vérifier ?

Des engorgements de l'utérus!

L'expérience, dirigée par la raison, est le fondement de la médecine, et toute vérification bien faite mérite d'être approuvée. Cependant, avant de se mettre à l'œuvre, est-il préalablement nécessaire de savoir ce que l'on a la prétention de vérifier.

On n'a pas pu parvenir à s'entendre sur les engorgements de la matrice, parce que chacun se faisait un engorgement à sa manière, différant plus ou moins de celui qui était reconnu et admis par les autres. On n'y parviendra pas davantage, si on ne commence pas d'abord par attacher à ce mot un sens précis, rigoureusement déterminé.

Que doit-on entendre par l'engorgement de la matrice ?

C'est ici que l'on peut dire qu'il y a autant de sentiments que d'auteurs, et voici, par exemple, ce que nous lisons dans un ouvrage classique très-répandu, dans le *Compendium de médecine pratique* :

L'on désigne sous le nom d'engorgement, tantôt une simple congestion, tantôt une hypertrophie, tantôt une induration de tissu que les uns confondent avec le squirrhe et que les autres en séparent, tantôt enfin le cancer lui-même.

Ce nom ne signifie rien au point de vue anatomo-pathologique, parce qu'il comprend des altérations diverses [2].

---

[1] Revue médico-chirurgicale, tom. VII.
[2] Compendium de médecine pratique, tom VIII.

C'est justement pour cette raison que nous l'avons conservé.

L'anatomie pathologique n'est pas la clef de la science médicale, et les maladies n'ont pas leur représentation complète dans les désordres et les altérations organiques. Est-on autorisé pour cela à composer des entités morbides qui s'étendent depuis les congestions jusqu'aux dégradations cancéreuses?

Une conception pareille a droit de nous étonner, et, en y réfléchissant, on y trouvera la véritable cause de l'imbroglio qui règne dans cette matière.

On peut voir dès-lors, s'il est important de définir l'engorgement utérin!

Il faut le définir, cet engorgement, de telle sorte que l'on soit *ipso facto* à l'abri de toute équivoque ; avec assez de netteté pour que l'on ne puisse pas traiter, à l'ombre de ce mot, *de omni re uteri* ; avec assez d'ampleur néanmoins, pour que les différentes espèces d'engorgement, sanctionnées par l'observation, viennent se ranger naturellement sous cette étiquette commune, quelle que soit la théorie à la mode.

Or, voici la définition à laquelle nous nous sommes arrêté, et qui nous paraît remplir les conditions requises :

L'engorgement de l'utérus s'entend ou doit s'entendre de l'augmentation permanente du volume de l'organe, totale ou partielle, produite par l'épaississement, la distension ou l'imbibition de ses tissus en dehors des modifications propres à la gestation, et de tout développement d'un tissu nouveau homologue ou de toute formation hétérologue.

Nous disons : augmentation permanente de volume; pour séparer l'engorgement, considéré comme individualité morbide, de la congestion menstruelle, qui est un état de l'ordre physiologique et par conséquent temporaire, se dissipant de lui-même et par le jeu naturel de sa fonction.

Nous disons : que cette augmentation de volume est produite par l'épaississement, la distension et l'imbibition des tissus, pour le distinguer des simples mouvements fluxionnaires et congestifs d'une part, et, d'autre part, de l'hypertrophie essentielle, qui est plutôt un excès de la force assimilatrice, une difformité de l'organe qu'une maladie.

Nous disons : en dehors des modifications qui se lient à la gestation et à la parturition, parce que les augmentations de volume qui accompagnent la grossesse et persistent quelque temps après l'accouchement, constituent des modes distincts qui ont leur raison d'être dans les lois de la parturition.

Nous ajoutons : en l'absence d'un tissu nouveau homologue, afin d'établir une ligne de démarcation entre cet état pathologique et les corps fibreux.

Enfin, nous y mettons encore pour condition de ne pas tenir à la présence d'un produit hétérologue ; ce qui place une barrière infranchissable entre lui et le squirrhe, le cancer, le tubercule, la mélanose, etc., etc.

Tel et quel que nous venons de le définir, l'engorgement de la matrice peut occuper différentes parties de l'organe, ou l'envahir dans sa totalité ; il peut affecter isolément le corps ou le col, ou se montrer simultanément dans quelques points de ces deux parties ; ainsi, on l'a vu circonscrit sur le rebord du museau de tanche, atteindre la lèvre postérieure seulement, ou rien que la lèvre antérieure.

Il est simple ou compliqué, primitif ou consécutif.

Il varie dans sa marche, sa durée, ses terminaisons, et donne lieu à des indications diverses, suivant plusieurs circonstances qui forment tout un système basé sur l'anatomie et la physiologie pathologiques, sur l'état des forces vitales, et auquel doivent tendre l'observation et l'expérience médicale.

CHAPITRE II.

DES DIFFÉRENTES ESPÈCES DE L'ENGORGEMENT UTÉRIN ; LEUR CLASSIFICATION.

Hypertrophie et engorgement sont, pour M. Velpeau, une seule et même maladie, et il attribue au premier de ces deux états tout ce qu'il refuse au second. On pourrait, avec la même raison, renverser la proposition, et alors le cadre de l'engorgement se trouverait élargi d'autant.

Mme Boivin et Dugès, MM. Valleix, Bellocq et Désormeaux rapportent toutes les variétés de l'engorgement de l'utérus à une métrite chronique ; c'est plutôt une suite de l'inflammation qu'une maladie propre.

Roux, Amussat, MM. Moreau, Hervieux et Valette, soutiennent que cet engorgement est un état intermédiaire à l'inflammation et à l'hypertrophie, une sorte de sub-inflammation.

C'est un peu moins que l'inflammation, un peu plus que l'hypertrophie, dit le professeur Roux.

Mais qu'est-il en lui-même? Ces auteurs ne se prononcent pas catégoriquement.

C'est un reliquat de la congestion, à ce que prétendent Gerdy et Sanson.

L'engorgement reste, pour nous, sous le rapport anatomo-pathologique, une augmentation permanente du volume de l'organe, limitée le plus habituellement au col.

Cela compris, il y a des divisions à introduire dans ce fait morbide, suivant son mode de développement, la nature de la cause qui a présidé à sa formation, à son accroissement, suivant le tissu qui est principalement affecté.

Essayons de mettre un peu d'ordre dans ce chaos; peut-être parviendrons-nous à concilier toutes les opinions.

L'utérus est très-exposé à la congestion physiologique et pathologique, aiguë et chronique, active et passive, c'est-à-dire, à une accumulation insolite de sang et d'humeurs dans les réseaux capillaires ou dans la trame organique.

Tant que la congestion ne dépasse pas un certain degré, elle se résout soit spontanément, soit avec les secours de l'art. Les vaisseaux se contractent et reviennent sur eux-mêmes; la circulation locale et celle des environs reprend son activité; la tonicité des tissus se réveille, l'absorption pompe les fluides infiltrés ou épanchés, et tout rentre dans le rhythme normal.

Mais supposez des mouvements congestifs, intenses ou répétés à de courts intervalles; supposez que la matrice ou son col deviennent l'aboutissant habituel d'une fluxion anormale; les liquides s'arrêtent et s'accumulent dans la partie, la fibre perd de son élasticité et s'épaissit, et il se forme alors un engorgement, qui est la conséquence de la congestion ou de cette stase plus ou moins complète, plus ou moins renouvelée.

A ce compte, il y a réellement un engorgement utérin, qui est congestif à son origine, et qui mérite cette désignation particulière; l'observation journalière justifie la théorie. Une fois constitué, il pourra se confondre, jusqu'à un certain point, avec les autres engorgements et provoquer des symptômes analogues; mais, dans l'espèce, rien ne saurait prévaloir contre ce mode de formation.

Lorsqu'on étudie l'hypertrophie dans les divers tissus élémentaires, on ne tarde pas à s'apercevoir que certains sont plus disposés à cette altération que d'autres. Si on la considère par rapport aux organes, on a aussi bientôt la conviction qu'il en est qui y ont une tendance singulière. Or, les tissus cellulaire, fibreux, musculaire, vasculaire, qui s'hypertrophient le plus fréquemment, se retrouvent dans la contexture de la matrice ; de plus, par sa position, par ses fonctions et par plusieurs circonstances connues des praticiens, cet organe est au premier rang parmi ceux qui sont sujets à l'hypertrophie.

La congestion peut aboutir à l'hypertrophie, l'hypertrophie s'accompagner d'une augmentation de volume ; qu'y aurait-il d'extraordinaire à ce que l'engorgement se montrât lié à l'hypertrophie ou sous la dépendance d'un mouvement hypertrophique ?

La matrice se distend et s'hypertrophie pendant la grossesse, et il n'est pas rare de voir des engorgements morbides succéder à la parturition.

Un organe hypertrophié ne gêne ordinairement que par son volume et par son poids, et il n'est pas douloureux ; c'est ce que l'on a eu l'occasion d'observer chez plusieurs femmes atteintes d'hypertrophie utérine essentielle. Mais assez souvent un travail pathologique finit par se déclarer, et, à une date plus ou moins éloignée, on reconnaît un engorgement avec des modifications plus ou moins étendues dans l'organisation ou dans la structure des parties.

Du moment que ces faits existent, il faut bien les accepter pour ce qu'ils valent ; donc, comment se refuser à admettre la réalité des engorgements hypertrophiques de l'utérus ?

Voilà, par conséquent, une seconde espèce à ajouter à la première.

L'inflammation de la matrice n'est pas rare sous la forme aiguë ou chronique, catarrhale ou parenchymateuse, franche ou spécifique ; au col, elle revêt souvent la forme granuleuse. La métrite chronique, plus fréquente que l'aiguë, est tantôt primitive, tantôt consécutive, et dans les deux cas elle s'accompagne d'engorgement de la partie.

Soit une inflammation quelconque du col, il y a une augmentation de volume du museau de tanche, une distension de tissus, un engorgement ; et il en résulte un certain degré d'abaissement de l'organe, avec ou sans déviation.

Cette succession de phénomènes est trop évidente, pour qu'on puisse la mettre en doute.

Le toucher, disent Mme Boivin et Dugès, donne des indices propres à faire constater les déplacements de l'organe, et surtout l'abaissement ; il fait reconnaître en même temps un gonflement dont on apprécie aisément l'intensité, s'il est borné au col et au museau de tanche. On sent alors les lèvres plus épaisses, plus arrondies, quelquefois plus prolongées que de coutume ; l'orifice en paraît plus excavé, plus profond, plus infundibuliforme. Sa consistance varie, mais elle est toujours plus grande qu'à l'état normal ; et c'est ce dont on s'assure bien nettement par comparaison, quand une des lèvres du col, ou bien une de ses moitiés latérales se trouve seule affectée, les parties opposées conservant leur volume et leur consistance. Lorsque l'altération est partielle, on sent que l'engorgement, plus dur à son centre, perd de sa consistance à mesure qu'on s'approche des parties saines, et qu'il est mal circonscrit.

A l'époque où florissait le système de Broussais, si improprement appelé doctrine physiologique, les engorgements de l'utérus étaient tous rattachés à l'inflammation ou à l'irritation, et il en était de même de toutes les tuméfactions, de toutes les altérations organiques, de toutes les dégénérescences. Depuis, le rôle de l'inflammation a été réduit de beaucoup ; néanmoins l'analyse sévère des faits démontre son influence sur la production d'un certain nombre de lésions matérielles, et d'engorgements en particulier.

Si l'inflammation préalable n'est pas absolument nécessaire pour qu'il se développe un engorgement, il n'en est pas moins vrai que cet état peut précéder l'engorgement et en expliquer la formation dans quelques cas.

Quelquefois la métrite existe encore au moment de l'examen, et on peut assister aux changements qui s'opèrent sous son action immédiate. D'autres fois, l'inflammation s'est dissipée entièrement, mais non sans laisser des traces de son passage, qui conduisent graduellement et sans efforts aux premiers débuts de l'engorgement. Les symptômes commémoratifs peuvent concourir à la démonstration d'une origine irritative, lorsque l'inflammation a disparu depuis longtemps. Enfin, il faut savoir, afin de mettre chaque chose à sa place, que l'inflammation peut se développer accidentellement, ou être consécutive et dépendante de l'engorgement.

L'engorgement congestif est susceptible de divers degrés, depuis la simple

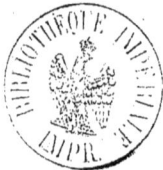

3

fluxion jusqu'à la turgescence des tissus. Si c'est le col, il est gonflé, rénitent, d'une teinte violacée, ou ramolli et crépitant, un peu plus chaud que
d'habitude, ordinairement dur et indolent, après la constitution définitive de
cet état pathologique.

L'engorgement hypertrophique est bombé d'une manière égale, d'une couleur d'autant plus pâle qu'il a plus de densité, ou légèrement jaunâtre, sans
chaleur ni douleur prononcées.

L'engorgement inflammatoire est caractérisé à un certain moment par la
douleur, la chaleur, la rougeur, par une pesanteur au fond du vagin, des
tiraillements aux lombes et aux aines, des écoulements. L'orifice est comme
boursoufflé au pourtour, dilaté au centre. Le gonflement et la consistance
varient selon les périodes du mal. A la fin, il est presque toujours bosselé,
avec des inégalités dans les deux lèvres, l'une étant plus dure, plus grosse,
plus longue, plus rouge que l'autre, avec une sensation douloureuse et un
poids incommode au plancher du bassin.

M. Huguier divise les engorgements utérins en sthéniques, asthéniques et
mécaniques[1].

Les premiers sont ceux qui résultent d'une hyperémie active, chez les
femmes jeunes, fortes et vigoureuses, et d'un simple accroissement de l'exci-
tabilité physiologique chez les femmes nerveuses.

Les seconds s'observent chez les femmes blondes, rousses, lymphatiques,
de constitution scrofuleuse, à chairs molles, sujettes aux affections catarrhales,
aux flueurs blanches, aux flux muqueux. La situation déclive de l'utérus, la
disposition générale de son système vasculaire, les flexuosités sinueuses de
ses vaisseaux, l'adhérence des parois capillaires au tissu propre, la grande
distance qui sépare la terminaison et l'origine des vaisseaux afférents, veines
et lymphatiques, seraient tout autant de conditions favorables aux engorgements
asthéniques.

Quant aux engorgements mécaniques, ils proviennent d'obstacles physiques,
matériels, à la liberté des circulations veineuse et lymphatique. L'auteur les
compare à l'engorgement œdémateux des extrémités inférieures atteintes de

[1] Des engorgements de l'utérus. (Gazette médicale de Paris, 1850.)

varices. Il en a observé plusieurs fois de cette espèce au col de la matrice , dans la *phlegmasia alba dolens.*

Les engorgements peuvent être sthéniques, asthéniques et mécaniques : les premiers avec dureté, rénitence, gonflement uniforme ; les seconds avec ramollissement, bosselures, inégalités ; les troisièmes marqués par l'empâtement et l'infiltration des tissus. Cette division est dans la nature, mais l'activité ou la passivité de cet état morbide, ne tiennent pas à des circonstances purement anatomiques, ainsi que semble le croire M. Huguier. La situation de l'utérus et la disposition de son système vasculaire, sont généralement les mêmes chez toutes les femmes, alors que les engorgements se présentent, ici et là, sous une forme ou sous une autre, sous tel ou tel aspect , ou même que leur nature varie chez la même femme , suivant certaines circonstances déterminées.

En outre de ces diverses espèces , il y a un engorgement de l'utérus que l'on peut regarder comme essentiel , en ce sens qu'il est indépendant de tout mouvement fluxionnaire excessif , de congestions actives, vives et brusques, d'une irritation fortement accusée , d'une inflammation prononcée ; qui ne suppose pas non plus ni une atonie palpable des tissus , ni une gêne quelconque de la circulation.

Cet engorgement est réputé simple à juste titre, en ce qu'il est exempt de toute autre altération.

L'organe est modifié en tout ou en partie, dans son aspect extérieur, dans sa texture intime , dans son mode nutritif, dans sa sensibilité , dans ses sécrétions ; il augmente graduellement de volume , de poids ; il s'abaisse sensiblement, en un mot il est engorgé.

Tantôt cet engorgement détermine des troubles fonctionnels et sympathiques , dès les premiers moments de sa formation ; tantôt il passe presque inaperçu , pendant un temps plus ou moins long, sans occasionner de désordres notables, et il se passe des années avant qu'il entraîne des dérangements, soit dans les fonctions locales , soit dans les grandes fonctions de l'économie, soit dans le système entier des forces.

Est-ce là une maladie particulière ?

Mais certainement oui , puisqu'elle a une physionomie distincte , une évolulution et des allures qui n'appartiennent qu'à elle, un pronostic et un traitement qui ne ressemblent pas à ceux de la métrite , ni de l'hypertrophie.

C'est pour les engorgements de ce genre , que l'on a admis un état intermédiaire entre l'inflammation et l'hypertrophie , une sub-inflammation.

Peut-être qu'il suffit d'une simple sur-action réitérée , ou d'un repos prolongé de l'organe , ou d'un vice quelconque de l'action naturelle, pour le produire.

Ce qui nous porterait à croire à une pareille étiologie , c'est que plusieurs de ces engorgements disparaissent assez fréquemment par le repos , à l'époque de la ménopause ; tandis que certains semblent céder sous l'influence du coït ou de l'exercice régulier de la fonction sexuelle.

Est-ce là tout dans cette question, au premier abord si restreinte ? Non.

Les engorgements de l'utérus se rattachent souvent à un état général de l'économie vivante, à une affection diathésique prédominante, à la présence d'un virus.

La diathèse scrofuleuse en est très-fréquemment l'unique cause ; M. Hervez de Chégoin en cite des exemples nombreux.

Lisfranc rapporte des observations d'engorgements syphilitiques.

Le vice dartreux en est quelquefois l'origine.

Enfin, on observe des engorgements complexes ou compliqués, soit avec le ramollissement, soit avec l'induration.

Des engorgements ulcérés, granulés, fongueux, tuberculeux.

Des engorgements œdémateux et vasculaires.

L'engorgement induré débute ainsi et conserve ce caractère pendant toute la durée de son existence, sauf dégénérescence; ou bien il ne revêt cette forme qu'au second degré de son évolution, lorsqu'il succède à l'inflammation.

Le ramollissement donne à l'engorgement une signification bien différente, selon qu'il dépend d'une métrite concomitante, accidentelle ou consécutive, ou d'un état cachectique.

Cette diminution de cohésion aboutit quelquefois au fongus ou au cancer sanguin. Les tissus s'imprègnent de sang, offrent une couleur rouge livide, et crépitent sous les doigts. Il arrive un moment où on ne peut plus reconnaître la structure de l'organe, qui représente alors une masse pultacée, violacée, noirâtre, sans homogénéité.

L'engorgement induré est susceptible de transformation squirrheuse.

Rien de plus commun que les engorgements du col compliqués de catarrhe utérin, de granulations, de petites élevures sous-muqueuses, d'ulcérations superficielles du museau de tanche.

L'engorgement œdémateux, que Récamier désigne sous le nom de boursoufflement œdémateux, apparaît assez ordinairement à la suite des couches, et on l'a attribué dans ces cas aux violences subies par le col de la matrice pendant l'acte de la parturition. Il diminue et disparaît d'habitude, spontanément ou par de simples précautions hygiéniques, dans le courant de six semaines à deux mois. Après ce temps, si on ne se hâte de le soumettre à un traitement méthodique, il augmente et devient très-opiniâtre. La leucorrhée y prédispose d'une manière toute particulière.

Une dame, dont M. Duparcque raconte l'histoire, sujette depuis son bas âge aux affections catarrhales et à une leucorrhée très-abondante, ayant accouché à 20 ans dans de bonnes conditions, ne tarda pas à souffrir du ventre. A 30 ans, la leucorrhée devint très-sérieuse, les digestions se dérangèrent, les règles se supprimèrent entièrement ; sa santé se détériora de plus en plus : décoloration de la peau, développement de l'abdomen, sentiment de pesanteur au fondement, affaissement des seins, œdématie générale. A l'examen on trouva, à un pouce et demi environ dans le vagin, une tumeur représentant un bourrelet circulaire, offrant à son centre une dépression infundibuliforme, qui aboutissait à une ouverture étroite et resserrée. Le doigt était promené profondément autour de cette tumeur dans le cul-de-sac vaginal ; le toucher par le rectum permit de sentir distinctement ce bourrelet comme étranglé supérieurement, et se confondant avec le corps de l'utérus, qui n'était pas augmenté de volume. Cette tumeur parut à l'observateur plus légère, plus élastique qu'aucune de celles qu'il avait vues jusqu'alors. Les vomissements et la diarrhée terminèrent la vie de la malade. A l'autopsie, on s'assura qu'une tumeur élastique, transparente, conservant l'impression du doigt, pourvu qu'on appuyât fortement, était formée par un engorgement du col au-dessous du collet vaginal. Le corps de l'utérus était sain. En incisant cette boursouffluré, il s'en écoula d'abord un peu de sérosité qui paraissait infiltrée, puis elle s'échappa facilement par la pression[1].

L'engorgement vasculaire, érectile, hémorrhoïdal, du col de l'utérus, peut être étudié parallèlement avec les tumeurs hémorrhoïdales érectiles de l'extrémité inférieure du rectum, selon l'exemple qui en a été donné par Récamier.

Cet engorgement constitue une véritable tumeur hémorrhoïdale du museau de tanche, formée d'un réseau de capillaires élastiques.

Chez une dame de 26 ans, replète, atteinte de métrorrhagie et d'un flux leucorrhéique abondant, le col de la matrice avait six ou sept travers de doigt de circonférence, et ne pouvait se loger dans un spéculum de dimension ordinaire. Il était rougeâtre, sans excoriations, rénitent, avec une certaine élasticité très-différente de la dureté hypertrophique et squirrheuse.

Une autre dame, incommodée à diverses reprises par des douleurs lombaires, inguinales et gastralgiques, ainsi que par des pesanteurs sur le siége et un flux leucorrhéique variable, présenta au même praticien le museau de tanche très-volumineux, lisse, rougeâtre, avec une rénitence très-prononcée. La rougeur se continuait sur la muqueuse de l'infundibulum, qui était en même temps boursoufflée et parsemée de vaisseaux variqueux.

Liée à une mauvaise disposition constitutionnelle, ou à une irritabilité excessive des sujets, ou à des fatigues locales ; susceptible, comme les hémorrhoïdes rectales, de suspensions, de reprises, de rémissions, de recrudescences et de cessations spontanées ; capable d'une résistance opiniâtre à tous les efforts combinés de la nature et de l'art, cette variété d'engorgement a été vue avec la rétroflexion de l'organe, avec les kystes de l'ovaire, avec la phlegmasie chronique de la muqueuse, et dans un cas elle a été remplacée, au bout de dix ans, par un cancer auquel la malade succomba.

En résumé, l'engorgement de l'utérus, celui du col principalement, est réductible à un grand nombre d'espèces ou variétés, d'après la nature de la cause et son mode d'action, d'après sa manière d'être et de se développer,

---

[1] Bibliothèque du médecin-praticien, tom. I; Des maladies des femmes.

d'après son état de simplicité ou de complication , et , sous ce dernier rapport, suivant la nature des complications.

Ainsi, tout bien considéré, et comme conclusion définitive de ce chapitre, nous admettrons :

Des engorgements utérins simples et compliqués ;

Des engorgements essentiels et consécutifs ;

Des engorgements hypertrophiques, congestifs, inflammatoires, asthéniques et mécaniques ;

Des engorgements locaux ou dépendants d'un état général de la constitution, diathésiques et virulents, spécifiques ;

Des engorgements indurés, ramollis, ulcérés, granulés, fongueux ;

Des engorgements œdémateux et hémorrhoïdaires.

L'expression générique d'engorgement est destinée à représenter un état pathologique, identique au fond, toujours à peu près le même dans ses caractères les plus essentiels. On ajoute ensuite à cette désignation commune, une épithète propre à faire ressortir l'espèce particulière qui s'offre aux yeux de l'observateur.

Ceci n'est pas de l'*affinement* , mais de l'*assagissement*, pour nous servir du langage de Montaigne ; car on peut de cette manière donner une description générale, qui comprenne à la fois l'ensemble de la maladie et les traits les plus importants des variétés principales ; et on se trouve conduit naturellement, et comme par la main, à l'établissement des indications thérapeutiques les plus convenables à chaque cas particulier.

CHAPITRE III.

CONSTITUTION DES ENGORGEMENTS; ÉTIOLOGIE, MARCHE ET DURÉE; SYMPTOMES, DIAGNOSTIC ET PRONOSTIC DES ENGORGEMENTS DE L'UTÉRUS.

On peut rencontrer l'engorgement utérin à toutes les époques de la vie de la femme, chez la jeune fille, et dans un âge avancé ; mais on l'observe le plus communément entre la vingtième et la quarantième année , pendant la période

menstruelle, et de préférence aux environs de la puberté et de la ménopause.

Chez les vierges, les maladies de l'utérus, quand elles se présentent, affectent presque constamment le corps de l'organe; ce qui a été remarqué spécialement pour les engorgements, par M. Peraire. Chez les filles déflorées,
ou les femmes qui ont conçu, le col est le siége le plus fréquent de la lésion.
Cela doit vraisemblablement tenir, selon M. Duparcque, à ce que, chez les
premières, ces maladies résultent d'influences indirectes qui ont plus de
prise sur la masse viscérale ; tandis que chez les secondes elles sont ordinairement déterminées par des causes qui agissent directement sur le col de
l'organe.

Les approches et les premiers temps de la puberté exercent, d'après
MM. Tanchon et Morel de Lavallée, une influence remarquable sur la fréquence des engorgements, à raison des congestions incomplètes et irrégulières
qui ont lieu en ce moment.

Ils seraient assez communs, si on en croit Lisfranc, Récamier, MM. Paul
Dubois, Désormeaux, Chailly et Danyau, au retour de l'âge et pendant un
certain temps après la cessation des règles.

Le tempérament sanguin, les menstruations douloureuses, l'écoulement
sanguin insuffisant pour dissiper un molimen hémorrhagique intense, le défaut
de proportion entre les organes sexuels de l'homme et ceux de la femme,
toutes les causes qui favorisent la turgescence irritative, la congestion sanguine, la pléthore, l'inflammation, peuvent amener la formation des engor-
mation actifs, sthéniques, inflammatoires. Ils sont très-souvent la suite
d'accouchements laborieux, la conséquence de la reprise prématurée d'un
travail pénible après la parturition, avant que l'utérus ait eu le temps de
revenir à son état normal, surtout chez les primipares.

Le tempérament lymphatique, une enfance scrofuleuse, des maladies anté-
cédentes de longue durée, une alimentation de mauvaise nature, des privations
et des excès pendant la grossesse, des manœuvres coupables ou imprudentes
ayant pour but de provoquer la délivrance, une leucorrhée habituelle, des
fatigues excessives, agissent comme causes prédisposantes des engorgements
passifs, asthéniques, avec ramollissement.

L'engorgement simple, essentiel, peut se montrer chez toutes les femmes, et au milieu des circonstances les plus diverses. On le voit particulièrement chez les femmes grêles, nerveuses, lascives, constipées ; chez celles qui abusent du corset, qui se refusent à nourrir leurs enfants; chez celles qui font un usage immodéré de la voiture, du séjour au lit, et de toutes ces habitudes vicieuses qui entretiennent une chaleur incommode autour du bassin. C'est le fâcheux privilége des grandes villes, de certaines classes de la société, où les personnes du sexe vivent dans une surexcitation perpétuelle, entretenue par les bals, les concerts, les spectacles, les lectures de romans, la vue de certains objets d'art, les passions, etc., etc.

On observe les engorgements mécaniques à la suite de couches nombreuses et répétées à de courts intervalles, lorsque les parois du museau de tanche ont été affaiblies; dans les professions qui exigent une position verticale continuelle. On les a signalés après la métrite, la métro-péritonite puerpérale, et alors ils s'accompagnent de désordres plus ou moins étendus, d'oblitération des vaisseaux, d'infiltration dans les parties voisines, d'intumescence des ganglions lymphatiques. Dans quelques cas ils succèdent à la présence d'un corps fibreux, d'un kyste, d'un polype, d'une dégénérescence de l'organe, ou sont consécutifs d'une tumeur des ovaires et des ligaments larges, d'une production pathologique quelconque qui remplit l'excavation pelvienne. En d'autres termes, tout obstacle à la circulation utérine, veineuse et lymphatique, entraîne la stagnation des fluides, la perte de ton de la fibre, et peut conduire à l'augmentation permanente du volume de la partie qui est située au-dessous ou dans le rayon de son action.

Récamier met au nombre des causes des engorgements érectiles, l'excitation locale, la masturbation, l'abus de l'équitation, les grossesses pénibles, la cohabitation conjugale trop promptement rétablie et d'une manière intempestive, avant que les suites ordinaires de l'accouchement soient à peu près entièrement effacées.

Parmi les causes prédisposantes et déterminantes des engorgements de l'utérus, nous nous permettrons, en passant et au courant de la plume, d'attirer l'attention sur la continence absolue et forcée, sur les unions conjugales mal assorties, et sur la fréquence répétée de l'acte vénérien incomplète-

4

ment satisfait , selon la formule malthusienne. Ces trois causes nous paraissent devoir mériter une appréciation sérieuse , surtout la dernière , non-seulement de la part du médecin , mais encore de la part du philosophe et du citoyen ; non-seulement par rapport aux engorgements de la matrice , et au point de vue de la pathologie du système sexuel de la femme , mais encore à raison de l'influence funeste qu'elles exercent sur l'état du physique et du moral des individus et des peuples.

La continence absolue de la femme , contrairement aux vœux de la nature, occasionne des troubles graves dans les fonctions génito-urinaires , et devient souvent la source des désordres organiques les plus fâcheux ; les engorgements utérins y comptent pour une bonne part.

Les jeunes filles mariées à des vieillards ont été bien des fois les tristes victimes de cette maladie , au témoignage de MM. Blatin et Mainvielle.

Quant à la contrainte de Malthus, c'est un précepte infâme , qui enlève à l'homme la plus belle et la plus précieuse des facultés primordiales dévolues à tout être vivant : la reproduction ; qui consacre, pour ainsi dire , le suicide ; qui jette le poison dans la vie domestique, en introduisant au sein de la famille des êtres du hasard, non désirés , et maudits avant de naître ; c'est une pratique pernicieuse , qui porte les plus rudes atteintes à la santé de la femme, et peut-être est-ce là la vraie cause de ce redoublement de maux de matrice que tous les auteurs signalent à l'envi , de ces engorgements de l'utérus qui se multiplient tous les jours de plus en plus. Nous la réprouvons , cette formule impie et sacrilége , comme chrétien , comme homme social et comme médecin.

L'existence d'une diathèse ou d'un vice spécifique , pouvant procurer des notions essentielles sur la nature du mal et sur les moyens à mettre en usage, afin d'en obtenir la guérison, ne doit pas être négligée par le praticien. On oublie un peu trop, dans un certain monde médical , que des milliers d'affections chroniques, qui varient tant de forme , d'aspect, et relativement aux accidents qu'elles déterminent, ne sont, en majeure partie , que des manifestations partielles d'un état général , d'une cause interne, d'un miasme stable, dont l'action s'agrandit incessamment dans l'économie, et qui finissent, avec ou sans prétexte accidentel, par ruiner les constitutions d'apparence les plus robustes.

Les engorgements de la matrice peuvent se former graduellement, sans cause appréciable, sans manifestation sensible au dehors.

Ils remontent quelquefois à plusieurs années, et les femmes avaient conservé leur fraîcheur, n'éprouvant aucune gêne, ne se plaignant pas de la moindre souffrance, la menstruation poursuivant son cours, comme de coutume. Il a fallu une occasion d'examen immédiat, et alors on a pu trouver le col de l'organe dur, résistant, doublé de volume, pouvant à peine être embrassé avec le spéculum.

Lisfranc a vu des engorgements considérables et très-avancés, dans des cas où l'examen avait été provoqué par un état de grossesse maladive; quelques-unes de ces femmes n'accusaient même pas, avant leur grossesse, la sensation d'un poids du côté du périnée.

D'autres fois des tranchées douloureuses, des coliques utérines, une agitation fébrile plus ou moins intense, des tiraillements, une pesanteur au fond du ventre, des pertes blanches, jaunes ou rouges, et des désordres sympathiques, correspondent à l'époque présumée du début de l'affection. Mais ces symptômes ont diminué ensuite, ou même ont cessé entièrement, pour reparaître de temps à autre.

Presque toujours la maladie est ancienne quand le médecin est sérieusement consulté, et les sujets présentent plusieurs séries de phénomènes morbides, dont il faut s'appliquer à saisir la valeur.

Parmi ces phénomènes, les uns lui sont communs avec les affections utérines en général; les autres appartiennent plus directement aux engorgements, et, d'une manière particulière, à telle ou telle espèce d'engorgement. Il en est, dans le nombre, qui sont liés à la présence des complications, et ceux-ci varient à leur tour, comme on doit le penser, selon la nature de la complication, son étendue et sa gravité.

On peut distinguer les symptômes des engorgements de la matrice, en locaux, secondaires, réactifs, sympathiques et généraux.

Les premiers, soumis à une appréciation exacte, se convertissent en signes diagnostiques et pathognomoniques de la lésion.

La première chose à faire, lorsque l'on se trouve en présence d'une femme en proie à des accidents qui permettent de supposer une maladie de l'utérus, c'est de pratiquer l'examen direct par le toucher et par la vue.

Par le toucher vaginal on peut reconnaître la situation , le volume, la forme, la régularité., la consistance , la température du museau de tanche et du col de la matrice. Et si l'on sait déjà les dispositions que ces parties affectent suivant l'âge , la taille de la femme , l'état de virginité ou de défloration ; suivant qu'elle a eu une ou plusieurs grossesses , des accouchements naturels ou laborieux , etc., etc. ; si l'on tient compte de leurs variétés physiologiques , on doit arriver par ce moyen à constater d'abord les changements pathologiques de l'organe.

Jusque-là l'erreur n'est pas impossible ; mais il est rare qu'on s'y méprenne, avec de l'attention et un peu d'habitude.

La difficulté augmente quand il s'agit de déterminer l'état pathologique, si c'est un engorgement, et quelle est l'espèce d'engorgement.

Le toucher, pour jouir de quelque utilité, veut alors être exercé selon toutes les règles de l'art, et avec les soins les plus minutieux.

L'élévation, le poids, la direction de la matrice sont mieux appréciés, la femme étant debout; pour tout le reste, il vaut mieux qu'elle soit couchée sur le dos, les cuisses fléchies sur le bassin et écartées. D'ailleurs, si les circonstances l'exigent, on fait prendre différentes positions à la malade; on relève ou on abaisse le bassin; on prie la femme de se livrer à des efforts semblables à ceux de la défécation; on recommande de vider préalablement le rectum et la vessie.

On se sert ordinairement du doigt indicateur, pour ce mode d'exploration ; mais quelquefois il est nécessaire d'employer les deux indicateurs, l'un après l'autre, ou l'indicateur et le médius réunis, ce qui permet de pénétrer plus haut. Quoi qu'il en soit, il est de règle de parcourir le vagin lentement, en exécutant des zones à mesure que le doigt pénètre et, arrivé sur le col, d'en explorer successivement et méthodiquement les divers points de sa surface, le pourtour du cul-de-sac, l'intérieur aussi avant que possible, de presser dessus, de le tâter, de l'embrasser à droite et à gauche, et de tirer sur lui.

On peut trouver quelques lumières à pratiquer simultanément le toucher vaginal et la palpation abdominale, le toucher vaginal et le toucher rectal.

Cela suffit pour les cas bien tranchés, et on ne confondra pas un engorgement de l'utérus, dans son entier développement, avec un prolapsus considérable, une tumeur de la vulve, un corps fibreux de la matrice, un polype pédiculé, un kyste volumineux des parties voisines, une dégénérescence avancée. On distinguera même l'engorgement induré de l'engorgement ramolli, et celui-ci de l'engorgement fongueux et vasculaire, dans leurs périodes d'état, etc.

Mais le vagin est trop long, la tumeur peut ne pas être bien circonscrite, les rapports du col et du vagin ne sont pas exactement déterminés ; et puis, il est de ces tumeurs où tout reste vague et confus : la dureté et la mollesse, la résistance et l'élasticité, la sensibilité et le poids, les bosselures et les rugosités. L'esprit flotte entre une altération et une autre, et on les passe toutes en revue, sans pouvoir sortir de l'indécision. Les annales de la science ont enregistré une foule d'exemples d'erreurs déplorables.

Dans le doute, il faut avoir recours à l'emploi du spéculum. Nous croyons même que l'on doit toujours corroborer par la vue le jugement porté à l'aide du doigt. Trop de certitude ne saurait nuire.

Nous n'avons pas à décrire ici cet instrument, déjà connu de Paul d'Égine, représenté dans l'*Officine chirurgicale* d'André de la Croix ; ni les nombreuses modifications qu'il a supportées, pas plus que ses procédés d'application.

Nous nous contenterons de généraliser l'emploi du spéculum plein, le plus simple et le plus ancien de tous, qui offre, dans l'espèce, la plupart des avantages que l'on a à rechercher, sans aucun des inconvénients qui accompagnent presque toujours les changements qu'on lui a fait subir.

Nous ajouterons qu'il faut embrasser et saisir le col de l'utérus, de façon à le faire emboîter dans l'ouverture terminale de l'instrument. Un premier examen aura lieu alors, en laissant l'organe tel et quel ; on le débarrasse ensuite des mucosités, du sang où des matières qui recouvrent sa surface, et on l'examine de nouveau. Si les lèvres du museau de tanche, rapprochées par la tuméfaction, ne permettaient pas de voir l'état des deux plans internes, on aura la précaution de les écarter à l'aide de pinces à mors plats ; ou bien, selon le conseil de Lisfranc, on y introduit un spéculum allongé et étroit, bivalve, auquel on imprime un mouvement de rotation et de bascule.

Lorsque l'on examine une femme pour la première fois, on s'épargnera bien de fausses manœuvres en pratiquant le toucher avant d'appliquer le spéculum.

Si on est fixé d'avance sur la largeur du vagin, la sensibilité et la dilatabilité de son ouverture inférieure, sur la situation et la direction du col utérin, sur l'existence de productions anormales dans tel ou tel point du conduit, on choisira d'emblée l'instrument le plus convenable sous tous les rapports, on donnera à la femme la position la mieux appropriée pour rendre les parties malades accessibles, on évitera sûrement tous les écueils, et on arrivera du premier coup au but désiré, sans tous ces tâtonnements, toujours pénibles et parfois douloureux.

L'engorgement utérin peut être précédé et suivi de troubles fonctionnels et sympathiques divers, plus ou moins considérables, qui tantôt nous éclairent sur l'état des choses, et tantôt contribuent à augmenter l'incertitude ou à entretenir l'erreur. Que de fois on a attribué au rectum, aux voies urinaires, à l'estomac, ce qui appartenait à un engorgement de la matrice ! Aussi, nous ne cesserons de le répéter, les plus légers phénomènes du côté de l'utérus doivent porter les praticiens à l'inspection de cet organe.

Les douleurs au fond du ventre, les dérangements de la menstruation, la métrorrhagie, la leucorrhée, les pesanteurs au périnée, sont des symptômes que l'on retrouve dans toutes les maladies de l'utérus.

La douleur manque presque toujours dans l'engorgement simple, dans l'hypertrophique, dans l'engorgement induré. Elle se traduit par un malaise, une gêne, une sensation pénible, un tiraillement incommode, dans l'engorgement congestif. Elle est vive, lancinante, avec chaleur, dans l'engorgement inflammatoire ; sourde, obtuse, dans l'œdémateux ; irrégulière et diffuse dans l'engorgement fongueux et vasculaire. Elle se présente surtout ou augmente à l'époque des règles, un ou deux jours avant et après. La moindre pression est quelquefois insupportable. La plupart de ces femmes redoutent l'approche de leurs maris, et nous devons prévenir que l'abus du toucher peut exaspérer le mal, donner lieu à un surcroît de douleur, provoquer des accidents inflammatoires ou des phénomènes nerveux plus ou moins graves.

De même que l'absence complète de la douleur n'autoriserait pas à admettre que l'organe fût sain, car on a vu des femmes portant des engorgements prodigieux, sans se douter de leur existence ; de même des douleurs excessivement violentes, s'irradiant aux lombes et aux cuisses, peuvent être le propre d'une névralgie utérine ou ovarique.

Les désordres de la menstruation sont tout aussi variables et mobiles que la douleur. Dans les observations que nous avons pu lire d'engorgements de la matrice, nous avons trouvé que les règles étaient diminuées, supprimées ou augmentées, mais principalement irrégulières dans l'ordre de leur apparition. La menstruation exerce surtout une grande influence sur les progrès et l'exacerbation du mal, et l'on comprend que si le molimen fluxionnaire n'est pas jugé entièrement par la sortie du fluide sanguin, il doit en résulter une congestion qui ne peut que tourner au profit de l'engorgement.

La métrorrhagie accompagne fréquemment l'engorgement inflammatoire, le fongueux, l'ulcéré, et presque toutes les dégénérescences.

La matière leucorrhéique est séreuse, muqueuse, muco-purulente, blanche, jaune, verdâtre, sanguinolente, plus ou moins abondante, sujette à des suspensions momentanées ; mais on pourrait en dire autant de la plupart des maladies chroniques de l'organe gestateur et de ses annexes.

Il en est de même des pesanteurs au périnée, des séries de souffrances au siége, des tiraillements, des faiblesses aux lombes, qui empêchent les malades de rester même assises.

Les symptômes secondaires, tels que la constipation, le ténesme anal, les envies fréquentes d'uriner, la rétention incomplète ou complète d'urine, les souffrances au coccyx, des paralysies, etc., dépendent habituellement d'une compression mécanique exercée par le volume de l'engorgement, selon la position et la direction de l'organe.

Les phénomènes réactifs, les mouvements fébriles, qui affectent d'ordinaire la forme rémittente, s'offrent dans la première période des engorgements actifs et inflammatoires, aux moments de leur recrudescence, ou signalent certaines complications : une phlegmasie de la muqueuse, une métrite parenchymateuse, une irritation des parties voisines, etc.

Quant aux phénomènes sympathiques, l'adage ancien : *Propter solum uterum mulier id est quod est*, reçoit ici une éclatante confirmation, et il n'est pas de perturbations fonctionnelles, de désordres nerveux, de troubles plus ou moins graves, qui ne puissent s'associer aux symptômes locaux et secondaires des engorgements de la matrice.

Le professeur Roux, dans la discussion académique dont nous avons rappelé le souvenir, demandait quel nom on donnerait à cet état dans lequel les femmes se plaignent de douleurs dans le ventre et aux reins, de dysménorrhées, de pesanteur sur le siége, d'un écoulement sanieux et fétide par le vagin. Ma foi, répondait M. Velpeau, nous n'en savons rien ; il faudrait toucher et voir pour se prononcer en connaissance de cause.

Nous en dirons autant pour les phénomènes généraux et sympathiques, dont la signification doit toujours être subordonnée à la constatation préalable du fait matériel.

Nous ne voulons pas soutenir que l'engorgement soit tout entier dans le fait anatomique ; mais nous prétendons que les symptômes de tous les ordres, isolément, ou réunis en groupes, ou même tous ensemble, n'ont rien d'absolu, et qu'en somme l'engorgement, en tant que lésion organique de l'utérus, est du domaine de l'exploration directe.

Pour diagnostiquer un engorgement de la matrice, les métrorrhagies, les menstruations de huit, dix, douze ou quinze jours ou reparaissant de huit en huit jours, les dysménorrhées, les suppressions menstruelles, les hémorrhagies intercurrentes, les flux leucorrhéiques, les souffrances et les pesanteurs au siége et dans les parties voisines, les perturbations innombrables qui varient suivant la susceptibilité dominante des sujets, l'empire que l'utérus exerce et l'impressionnabilité relative de tels ou tels organes, etc., peuvent bien mettre sur la voie, fournir des motifs plus ou moins grands de présomption ; mais on ne peut acquérir la certitude que comporte une pareille matière, que par le toucher et la vue, par l'examen attentif et minutieux des parties.

Nous avons déjà dit quels sont les signes locaux de l'engorgement de la matrice et de ses principales espèces ; nous n'avons pas besoin de revenir là-dessus.

Le diagnostic local ayant été établi avec toute la précision désirable, il reste encore, pour se faire une idée complète de la maladie, à reconnaître son caractère plus particulièrement médical, c'est-dire sa véritable constitution et ses tendances. Ceci est d'autant plus important qu'on y trouve surtout les sources fondamentales des indications thérapeutiques.

La marche des engorgements, généralement lente et chronique, est sujette à de nombreuses modifications, suivant mille circonstances qui se tirent des causes qui préparent, déterminent, entretiennent ou aggravent la maladie, de la nature de la lésion et de ses attributs, des complications, de l'état de la malade, etc.

Les engorgements simples, indurés, hypertrophiques, sont les plus lents de tous ; ils peuvent durer dix, quinze, vingt ans et davantage, sans compromettre la vie, et même quelquefois sans déranger considérablement la santé.

Abandonnés à eux-mêmes, ou soumis à des médications intempestives ou mal appropriées, ils aboutissent ordinairement à des complications et à des désordres plus ou moins étendus. Alors, au bout d'un temps plus ou moins long, au milieu des métrorrhagies, des leucorrhées, des douleurs, des dérangements nerveux, les femmes maigrissent, perdent leurs forces, deviennent blêmes, jaunes, terreuses, sont bientôt condamnées au repos le plus absolu, et finissent par s'éteindre en proie aux souffrances les plus variées.

Les engorgements fluxionnaires, congestifs, inflammatoires, avancent et se constituent avec plus de rapidité, et éprouvent des recrudescences périodiques aux époques menstruelles. Lorsque les femmes ont dépassé l'âge critique, ces engorgements peuvent rester stationnaires pendant très-longtemps.

L'engorgement hémorrhoïdaire se forme peu à peu, avec des rémissions, des reprises, des suspensions parfois assez longues.

L'engorgement mécanique a une marche continue, dont la rapidité ou la lenteur dépendent de l'obstacle qui en est l'origine.

Les engorgements ramollis, ulcérés, fongueux, cancéreux, procurent des hémorrhagies qui se rapprochent de plus en plus, et jettent les malades dans l'anémie la plus profonde.

L'asthénie peut remplacer l'état sthénique, irritatif ou inflammatoire, de même qu'une inflammation accidentelle éclate quelquefois au sein d'engorgements passifs de longue date. La marche de la maladie doit se ressentir de ces changements.

Le pronostic des engorgements varie selon la nature de la maladie, la période où elle est parvenue, la marche qu'elle affecte, et surtout suivant les complications, et par les conséquences directes ou indirectes qu'ils peuvent entrainer dans le cours de leur évolution.

5

Ils peuvent guérir spontanément, lorsque les causes ont été accidentelles et ne se renouvellent pas ; ainsi, l'engorgement œdémateux qui survient après l'accouchement, disparaît assez souvent de lui-même. La résolution n'est pas rare dans l'engorgement inflammatoire ou actif. La grossesse a amené quelquefois la guérison d'engorgements simples, bien constatés antérieurement.

L'engorgement du col est regardé par tous les auteurs comme une cause. fréquente de stérilité, qu'il soit simple ou compliqué.

CHAPITRE IV.

INDICATIONS THÉRAPEUTIQUES PRINCIPALES, ET MOYENS GÉNÉRAUX DE LES REMPLIR.

Lorsque le médecin est parvenu à reconnaître la nature de la lésion, son caractère particulier, les causes qui l'ont favorisée et produite, qui l'entretiennent ou l'aggravent, sa marche, son influence sur la santé, ses complications, sa tendance vers une terminaison favorable ou funeste, etc., il fixe son jugement d'après l'ensemble de ces circonstances, d'après certains groupes déterminés, d'après tels ou tels phénomènes dominants, et il pose, en conséquence de ce, les bases de la méthode thérapeutique qu'il se décide à suivre.

L'indication, en médecine, étant la manifestation de ce qui convient pour détruire l'état anormal de l'agrégat vivant, doit puiser ses sources dans les attributs de la maladie, considérée en elle-même et par rapport à l'individu malade.

Nous avons appris, par l'analyse, qu'il y a des causes prédisposantes et déterminantes, communes et particulières, générales et locales, diathésiques et virulentes, qui jouent un rôle plus ou moins marqué dans la formation et le développement des engorgements de l'utérus. L'analyse clinique nous a enseigné qu'il y a des engorgements de la matrice divers : congestifs, hypertrophiques, inflammatoires ; sthéniques, asthéniques et mécaniques ; simples et compliqués ; des engorgements indurés, ramollis, fongueux, œdémateux, érectiles, etc., etc. L'observation nous a montré l'infinie variété des conséquences possibles des engorgements.

Or, en présence de ces différences d'origine, de manifestation, d'expression, est-il raisonnable de préconiser toujours un seul et même traitement, un traitement identique dans tous les cas?

N'est-il pas plus logique de s'appliquer à combiner les méthodes de traitement sanctionnées par l'expérience, ou à faire le choix de l'une ou de l'autre, suivant l'influence des causes connues et le point de départ de l'affection, suivant les circonstances présentes offertes par la maladie et par la malade, suivant les conséquences qu'elle peut entraîner à sa suite?

Le traitement antiphlogistique a été appliqué d'une manière absolue contre tous les engorgements de la matrice, soit comme traitement curatif essentiel pour la plupart d'entre eux, soit comme traitement préparatoire indispensable aux autres.

Selon M. Duparcque, les saignées générales et locales doivent former la base du traitement, à très-peu d'exceptions près. Cet auteur insiste fortement sur les saignées, qu'il recommande de répéter souvent, de 250 à 300 gram. Il fait mettre les sangsues, en nombre plus ou moins considérable, aux environs du bassin, sur la région hypogastrique, aux lombes, aux aines, aux cuisses, à l'anus, ou sur le col même de la matrice, d'après certaines indications particulières. Grâce aux sangsues, appliquées directement sur le col utérin, on calme, dit-il, les douleurs comme par enchantement, et souvent on obtient la résolution de la maladie avec une rapidité surprenante.

Lisfranc avait renoncé entièrement aux saignées locales, qu'il regardait comme impuissantes à procurer le moindre soulagement ou comme dangereuses, et il se guidait dans l'emploi des saignées générales, non pas sur la nature inflammatoire de la maladie, mais sur les phénomènes de la fluxion et de la congestion. Au lieu de saignées spoliatives, ce praticien avait recours à des saignées dérivatives ou révulsives, de 150 à 180 grammes au moins, une fois par mois, à l'époque menstruelle.

Les mauvais effets des émissions sanguines dans beaucoup de circonstances, entraînèrent leur proscription. On ne voulut plus entendre parler de phlébotomie, et on repoussa même les sangsues.

Dugès s'exprime ainsi sur le compte de ce dernier moyen : si on applique les sangsues en petit nombre au voisinage de l'utérus, elles congestionnent cet organe ; si on les applique loin de la matrice, elles n'ont pas d'effet sensible ; si les sangsues sont en grand nombre, elles agissent à la manière d'une phlébotomie et affaiblissent l'économie. Appliquées sur le col, les sangsues augmentent toujours la fluxion sanguine, et quelquefois elles amènent une hémorrhagie difficile à arrêter.

Entre ces deux extrêmes, voici les règles qui doivent présider à l'emploi des évacuations sanguines.

Si l'élément inflammatoire est évident, dans la première période de la maladie, ou plus tard, accidentellement ou comme complication ; si vous constatez les symptômes manifestes d'une irritation ou d'une inflammation locale, avec réaction fébrile plus ou moins prononcée, la saignée et les sangsues nous paraissent parfaitement indiquées.

Au début de la maladie, chez des femmes jeunes, robustes, pléthoriques, les règles étant diminuées ou supprimées, des fluxions excessives, des congestions actives, des inflammations s'opérant sur l'utérus, les émissions sanguines sont indispensables. Il faut ouvrir la veine, il faut appliquer des sangsues en grand nombre, et y revenir au besoin plusieurs fois ; c'est le seul moyen d'obtenir la résolution de l'engorgement et de prévenir les accidents.

Au moment de la menstruation, le molimen éclate quelquefois avec violence sans pouvoir se juger, et tous les phénomènes de l'engorgement redoublent : une petite saignée déplétive favorise l'apparition des règles, modère et régularise les mouvements fluxionnaires, et tout rentre dans l'ordre habituel.

Quelques sangsues à la vulve ou au haut des cuisses, peuvent suffire pour faire cesser un état de spasme ou d'irritation qui s'opposait à l'établissement de l'écoulement périodique, et calmer l'exaspération du mal.

La saignée révulsive ne sera-t-elle pas utile pour prévenir ou dissiper les suites fâcheuses d'une hémorrhagie naturelle, nulle ou incomplète sur l'engorgement en cours d'évolution ?

La saignée générale est le moyen le plus efficace contre les métrorrhagies actives qui peuvent survenir dans les engorgements.

L'ordre de la saignée, la quantité de sang à tirer, la répétition des émissions sanguines, peuvent varier selon l'état des forces, le degré de prédominance et d'intensité des phénomènes fluxionnaires, congestifs et inflammatoires, la violence des symptômes généraux, les périodes de la maladie, etc.; mais ces moyens ont des indications formelles, relativement à tels cas ou à tels moments de la maladie.

Les saignées ont aussi leurs contre-indications absolues ou relatives.

Les engorgements asthéniques ou passifs ne pourraient qu'augmenter sous leur influence.

Chez les femmes faibles, anémiques, épuisées par la souffrance, en proie à des troubles nerveux, toute perte de sang serait nuisible.

Les agents médicamenteux et hygiéniques, qui se groupent autour de la saignée pour constituer la méthode antiphlogistique, sont subordonnés aux mêmes lois.

Les bains tièdes, par exemple, simples ou émollients, généraux ou de siège, conviennent dans les engorgements irritatifs ou inflammatoires; tandis qu'ils n'auraient aucun avantage dans les engorgements asthéniques, œdémateux et passifs.

Certaines malades supportent admirablement bien des bains prolongés, de trois, quatre et six heures, alors que d'autres en éprouvent une aggravation de tous les symptômes.

Les injections émollientes, les cataplasmes, les fumigations vaginales sont dans le même cas.

Nous pourrions en dire autant des médications tonique, astringente, résolutive, qui, réussissant dans certaines catégories de faits où l'asthénie et la passivité dominent, à certaines périodes de la maladie, exaspéreraient les engorgements actifs et inflammatoires, et, à des moments donnés, pousseraient aux dégénérescences.

Le repos des parties a été érigé en règle générale; cependant l'expérience prouve que l'exercice de l'organe, selon les vœux de la nature, peut être avantageux par l'excitation qu'il procure.

La position horizontale, que l'on veut maintenir ordinairement avec la dernière rigueur, nuit aux engorgements liés à la passivité et à l'asthénie de l'utérus, à l'anémie et à la faiblesse du système absorbant.

Au contraire le coït jetterait le trouble dans le rayon génital; les courses en voiture, l'équitation, les promenades, la station debout, la moindre fatigue, provoquent et exaspèrent la douleur, ainsi qne les phénomènes réactifs, quand les engorgements sont de nature phlegmatique ou compliqués d'accidents inflammatoires.

Le repos de l'organe, la position horizontale, le régime, les bains tièdes, les lavements, les injections émollientes, les émissions sanguines, en un mot les moyens de la méthode antiphlogistique, maintenus dans les rapports exacts de l'ensemble de l'organisme et de l'état local, conviennent dans les engorgements de l'utérus actifs, fluxionnaires, congestifs, sthéniques, irritatifs, inflammatoires.

L'exercice modéré, les rapports conjugaux menagés avec prudence, les toniques, les bains de rivière, les bains froids, les bains de mer, les injections astringentes, les irrigations, les douches, sont les moyens les mieux appropriés aux engorgements passifs, asthéniques, indurés ou ramollis.

Entre ces deux catégories de faits bien tranchés, on en rencontre d'intermédiaires, où les indications et les contre-indications changent d'un moment à l'autre. Il y a un mélange de sthénie et d'asthénie, qui tantôt semblent se combiner, et tantôt prédominent alternativement l'une sur l'autre.

L'engorgement paraît-il subordonné à un état constitutionnel, à une idiosyncrasie, à un vice quelconque qui tende à entretenir ou à reproduire le mal, l'indication fondamentale doit agir dans le sens de ces causes dont l'action est toujours incessante. Les mercuriaux, les anti-scrofuleux, les préparations iodurées, les diaphorétiques, les dépuratifs, les exutoires, peuvent avoir ici et tour à tour leur raison d'application. Ceci est sans préjudice du traitement local et des moyens hygiéniques, qui méritent une surveillance de tous les instants.

Les complications, les accidents généraux ou sympathiques peuvent donner lieu à des indications particulières, que l'on comprend sans qu'il soit nécessaire d'y insister; mais il faut toujours en revenir au traitement curatif de l'engorgement en lui-même, comme au nœud de la question thérapeutique. Détruisez l'engorgement, obtenez sa résolution, et tous les phénomènes accidentels, consécutifs ou secondaires, s'écrouleront comme par enchantement.

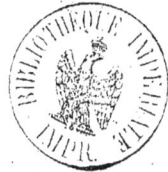